Osteoporose

Alles was du wissen musst

Dr. Sheila Harrison

Haftungsausschluss

Dieser Inhalt dient der allgemeinen Information über die Erkrankung und soll Sie in die Lage versetzen, bei Bedarf umgehend ärztliche Hilfe in Anspruch zu nehmen, um Komplikationen vorzubeugen. Es muss unbedingt betont werden, dass diese Informationen keinen Ersatz für die Konsultation eines qualifizierten Arztes darstellen. Der Bereich der medizinischen Wissenschaft entwickelt sich ständig weiter und aufgrund der Dynamik des medizinischen Wissens empfehlen wir, den Rat eines Experten einzuholen, wenn Sie auf Unstimmigkeiten stoßen oder beabsichtigen, auf der Grundlage der in diesem Inhalt enthaltenen Informationen Maßnahmen zu ergreifen. Missachten Sie niemals die professionelle medizinische Beratung und verzögern Sie die Behandlung niemals auf der Grundlage von Informationen, die Sie online, einschließlich dieses Materials, oder aus einer anderen Online-Quelle gelesen haben. Denken Sie immer daran, dass das Internet Sie nicht heilen kann; Heilung kommt vielmehr durch die Führung medizinischer Fachkräfte und die Vorsehung Gottes zustande.

Inhaltsverzeichnis

Haftungsausschluss — 0

Inhaltsverzeichnis — 2

Einführung — 3

Abschnitt 1 — 6

  Osteoporose — 6

    Häufigkeit von Osteoporose — 9

Sektion 2 — 10

  Symptome einer Osteoporose — 10

Sektion 3 — 16

  Ursachen von Osteoporose — 16

  Komplikationen im Zusammenhang mit Osteoporose — 21

Sektion 4 — 23

  Diagnosemöglichkeiten bei Osteoporose — 23

Abschnitt 5 — 27

  Behandlungsmöglichkeiten für Osteoporose — 27

Abschnitt 6 — 36

  Prävention von Osteoporose — 36

Abschnitt 7 — 40

  FAQs zum Thema Osteoporose — 40

Abschluss — 43

Einführung

Ihre Knochen werden durch Osteoporose stillschweigend schwächer, was das Risiko von Knochenbrüchen erhöht. Bewegung und bestimmte Therapien können helfen, den Verlust der Knochendichte aufzuhalten.

Wenn in Ihrer Familie Osteoporose aufgetreten ist oder Sie über 65 Jahre alt sind, fragen Sie Ihren Arzt nach einer Knochendichtemessung.

Osteoporose führt zu einer verminderten Knochenstärke und erhöht die Anfälligkeit für Brüche, die unerwartet und versehentlich auftreten können. Der Begriff „Osteoporose" bedeutet wörtlich „poröser Knochen". Frakturen, die häufig mit Osteoporose einhergehen, treten an der Hüfte, am Handgelenk und an der Wirbelsäule auf. Dieser Zustand entsteht aufgrund eines Ungleichgewichts zwischen Knochenbildungs- und -resorptionsprozessen, das durch genetische, hormonelle und Lebensstilfaktoren beeinflusst wird. Die Symptome einer Osteoporose können von Knochenschmerzen über brüchige Knochen bis hin zu Atembeschwerden reichen.

Marktbericht über Osteoporose-Medikamente 2024
Dem Bericht zufolge wurde die Marktgröße für Osteoporose-Medikamente im Jahr 2021 auf 15.334,27 Mio. USD geschätzt, was einer durchschnittlichen

jährlichen Wachstumsrate von 5,1 % im Prognosezeitraum (2023–2030) entspricht. Bis 2030 wird der Markt voraussichtlich einen Wert von 22.828,89 Mio. USD haben.

Dem Bericht zufolge wird diese chronische Krankheit voraussichtlich bis zum Jahr 2030 den höchsten in der Geschichte Deutschlands je erreichten Höhepunkt erreichen und damit zu einer nationalen Agenda werden, mit der man sich befassen muss.

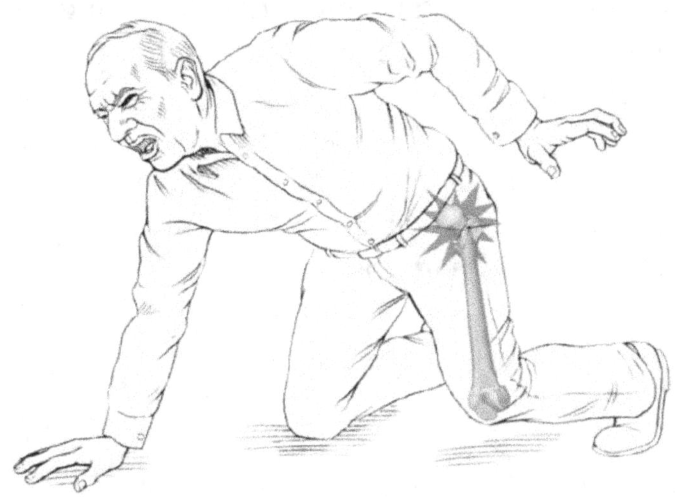

Frakturen wirken sich nachteilig auf die Lebensqualität, Mobilität und Unabhängigkeit aus und verschärfen ihre gesellschaftlichen Auswirkungen. Schmerzen und die Notwendigkeit einer langfristigen häuslichen Pflege können bleibende Folgen dieser Krankheit sein. Personen mit Osteoporose oder Risikopersonen sollten auf mögliche mit der Erkrankung verbundene Probleme achten und sich behandeln lassen, bevor Komplikationen auftreten.

Derzeit wird Osteoporose durch verschiedene Behandlungsoptionen behandelt, darunter pharmakologische Interventionen wie Bisphosphonate und Denosumab. Bei der Behandlung spielen auch Lebensstil-Interventionen wie eine Kalzium- und Vitamin-D-Ergänzung sowie Bewegung eine Rolle. Dennoch gibt es Herausforderungen, darunter die Einhaltung der Therapie durch den Patienten, mögliche Nebenwirkungen, Kosten, unterschiedliche individuelle Reaktionen und die Notwendigkeit einer personalisierten Medizin. Die laufende Forschung widmet sich der Verbesserung der Behandlung Wirksamkeit und der Patientenaufklärung und geht gleichzeitig auf Einschränkungen für eine bessere Behandlung von Osteoporose ein.

Abschnitt 1

Osteoporose

Osteoporose ist eine Krankheit, die Ihre Knochen schwächt. Dadurch werden Ihre Knochen dünner und weniger dicht, als sie sein sollten. Menschen mit Osteoporose erleiden viel häufiger Knochenbrüche (Knochenbrüche).

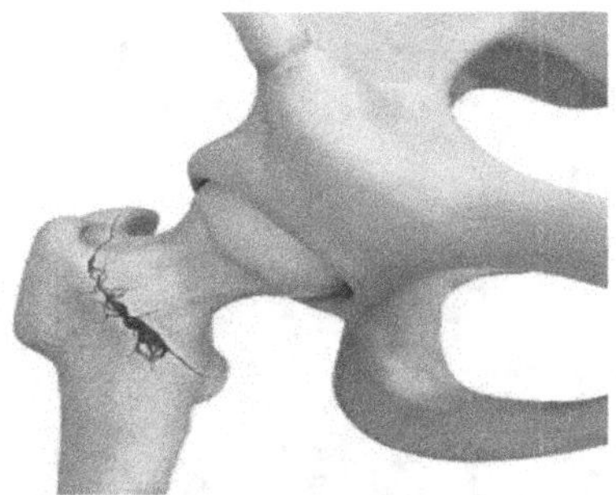

Ihre Knochen sind normalerweise dicht und stark genug, um Ihr Gewicht zu tragen und die meisten Stöße abzufangen. Mit zunehmendem Alter verlieren Ihre Knochen auf natürliche Weise einen Teil ihrer Dichte und ihre Fähigkeit, sich selbst nachzuwachsen (umzugestalten). Wenn Sie Osteoporose haben, sind Ihre Knochen viel brüchiger als sie sein sollten und viel schwächer.

Die meisten Menschen wissen erst, dass sie an Osteoporose leiden, bis sie einen Knochenbruch erleiden.

Osteoporose

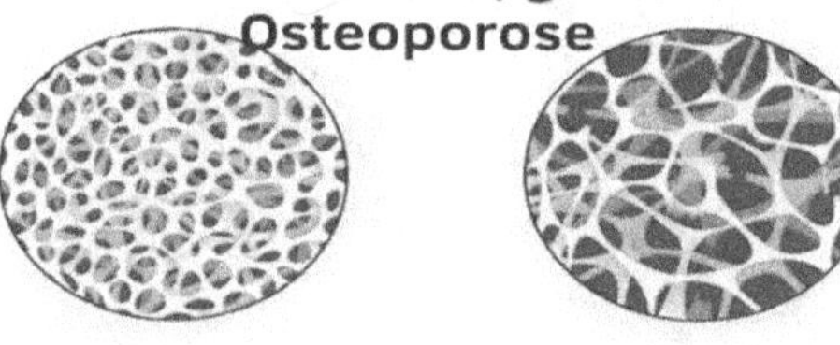

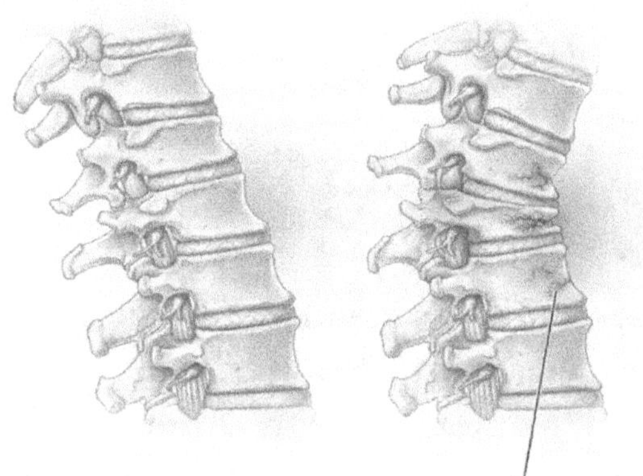

Osteoporose kann das Risiko eines Knochenbruchs erhöhen, aber zu den am häufigsten betroffenen Knochen gehören:

- Hüften (Hüftfrakturen).

- Handgelenke.

- Wirbelsäule (gebrochener Wirbel).

Je früher ein Arzt Osteoporose diagnostiziert, desto geringer ist die Wahrscheinlichkeit, dass Sie Knochenbrüche erleiden.

Fragen Sie einen Arzt nach der Überprüfung Ihrer Knochendichte, insbesondere wenn Sie über 65 Jahre alt sind, nach dem 50. Lebensjahr einen Knochenbruch erlitten haben oder jemand in Ihrer biologischen Familie an Osteoporose leidet.

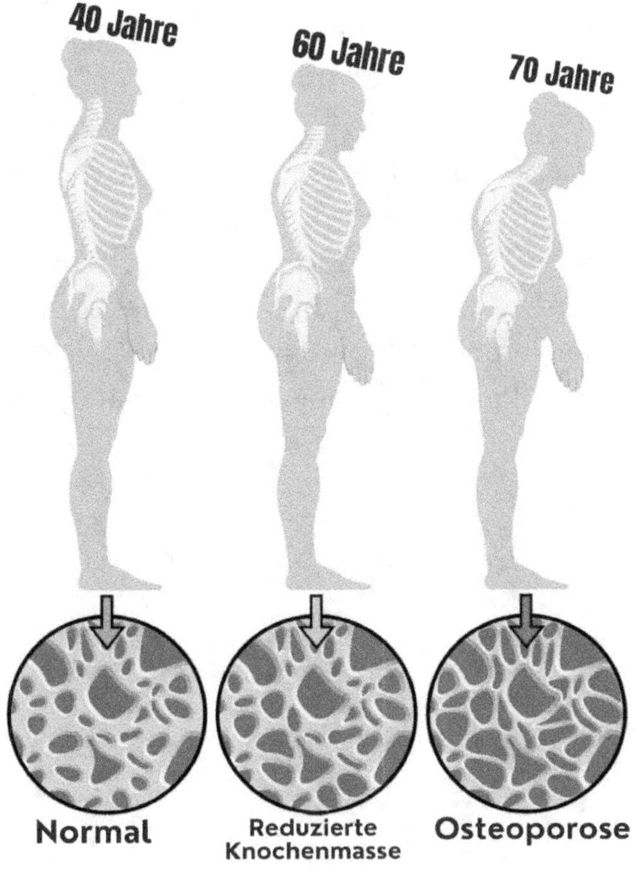

Häufigkeit von Osteoporose

Mehr als 12,6 Millionen Menschen in Deutschland leben mit Osteoporose.

Osteoporose tritt häufig bei Menschen über 50 auf. Experten schätzen, dass die Hälfte aller Menschen von Osteoporose betroffen ist, bei der Geburt weiblich zugeordnet und 1 von 4 Personen, bei deren Geburt ein Mann über 50 eingestuft wurde, leidet an Osteoporose.

Studien haben ergeben, dass jeder dritte Erwachsene über 50, der keine Osteoporose hat, aber dennoch eine gewisse verminderte Knochendichte (Osteopenie) aufweist. Leute mit Osteopenie haben frühe Anzeichen einer Osteoporose . Wenn sie nicht behandelt wird, kann Osteopenie zu Osteoporose werden.

Sektion 2

Symptome einer Osteoporose

Im Gegensatz zu vielen anderen Gesundheits Zuständen verursacht Osteoporose keine Symptome.

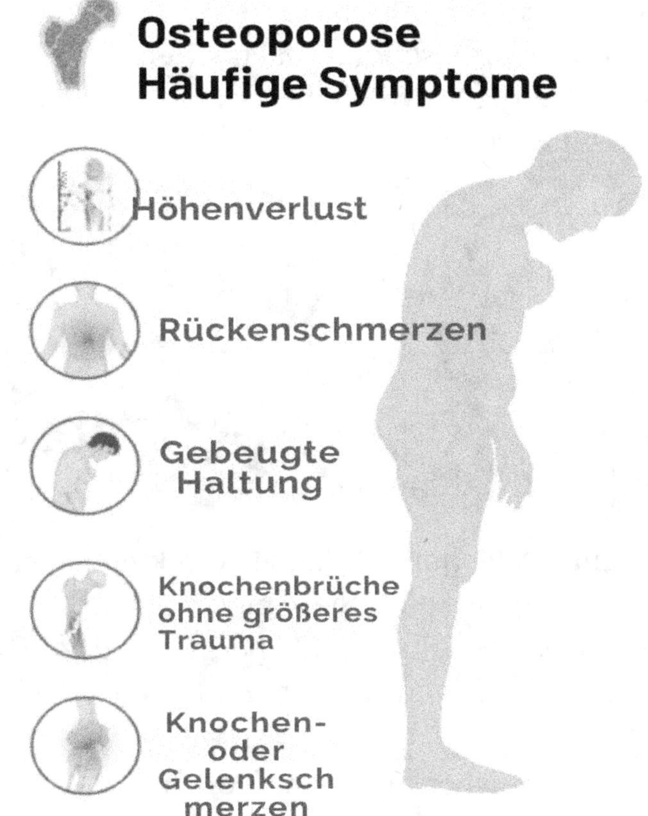

Der Zustand schreitet oft geräuschlos voran und bleibt bis zum Auftreten einer Fraktur erkennbar.Aus diesem

Grund wird es von Ärzten manchmal als „stille Krankheit" bezeichnet.

Sie werden nichts spüren oder bemerken, was darauf hindeutet, dass Sie an Osteoporose leiden könnten. Sie werden keine Kopfschmerzen, kein Fieber oder Bauchschmerzen haben, die darauf hinweisen, dass etwas in Ihrem Körper nicht stimmt.

Das häufigste Symptom ist ein plötzlicher Knochenbruch, insbesondere nach einem kleinen Sturz oder einem kleineren Unfall, bei dem Sie normalerweise nicht verletzt werden.

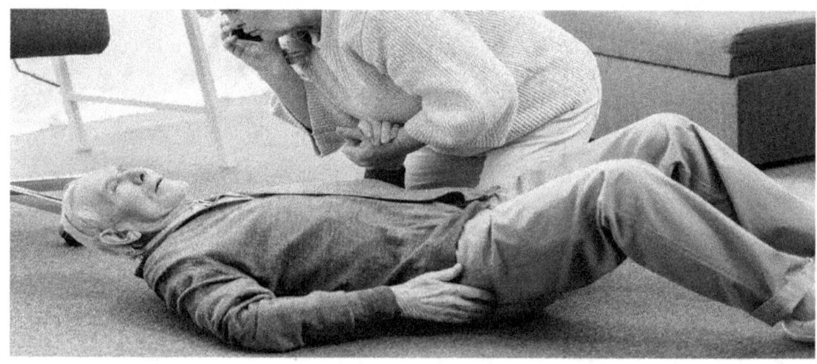

Auch wenn Osteoporose keine direkten Symptome verursacht, bemerken Sie möglicherweise einige Veränderungen in Ihrem Körper, die dazu führen können, dass Ihre Knochen an Festigkeit oder Dichte verlieren.

Bestimmte Anzeichen können jedoch als potenzielle Hinweise auf Osteoporose dienen.

> **Verlust der Wirbelhöhe:** Ein Symptom der Osteoporose kann der Verlust der Körpergröße sein.

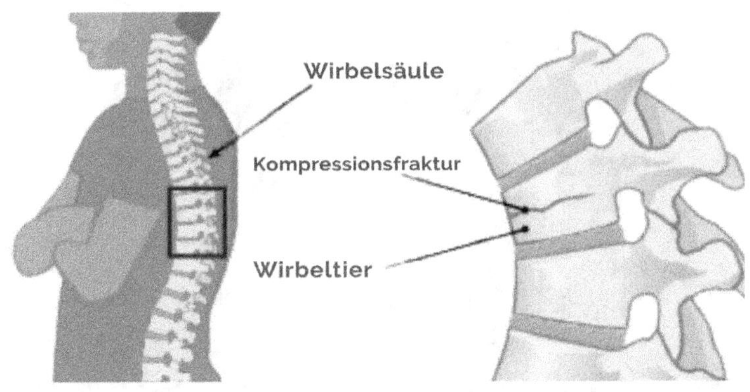

Die Erkrankung schwächt den Wirbel und macht sie bereits bei geringer Belastung oder Druck anfällig für Brüche. Diese als Kompressionsfrakturen bezeichneten Brüche treten jedes Mal auf und führen zu einer allmählichen Verringerung der Gesamthöhe der Wirbelsäule.

➢ **Gebeugte Haltung:** Kyphose, ein wesentliches Symptom der Osteoporose, ist durch eine übermäßige vorwärts Krümmung der oberen Wirbelsäule, insbesondere im Brustbereich, gekennzeichnet.

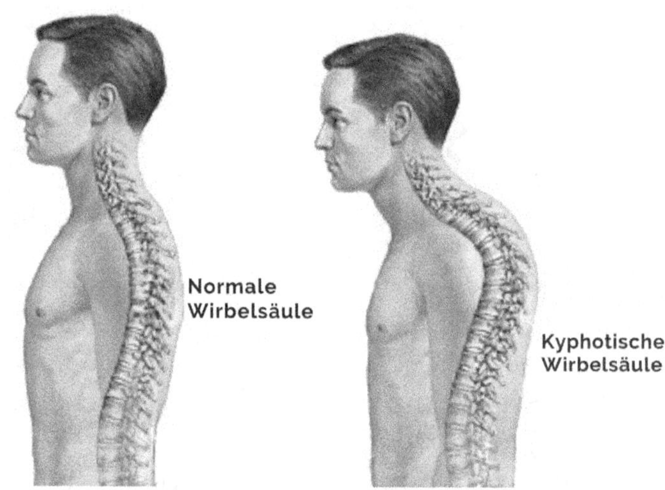

Dieser Zustand führt dazu, dass der Rücken ein rundes oder gebeugtes Aussehen annimmt. Bei Personen mit Osteoporose können die Knochen in der Wirbelsäule an Dichte verlieren und schwächer werden, was sie anfälliger für Kompressionsfrakturen macht, die zur Entwicklung einer Kyphose beitragen.

> **Atembeschwerden:** Osteoporose selbst führt möglicherweise nicht direkt zu Atemproblemen bei einer Person. Bestimmte Begleitsymptome der Osteoporose, wie z. B. Kyphose und Kompressionsfrakturen, können jedoch bei manchen Menschen mit dieser Erkrankung möglicherweise zu Atembeschwerden führen.

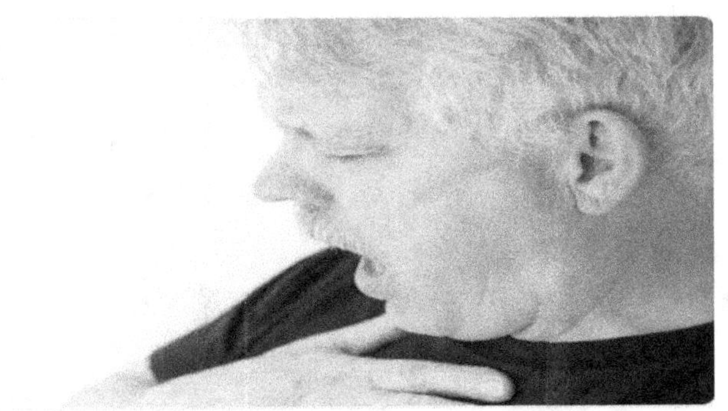

Es ist wichtig zu beachten, dass nicht jeder Osteoporosekranke unter Atemproblemen leidet und dass das Auftreten und die Schwere solcher Probleme von Person zu Person unterschiedlich sein können.

➢ **Brüche aufgrund brüchiger Knochen:** Osteoporose beeinträchtigt die Knochendichte und macht die Knochen brüchig und brüchig. Eines der häufigsten Symptome der Osteoporose ist daher das Auftreten von Brüchen aufgrund dieser brüchigen Knochen.

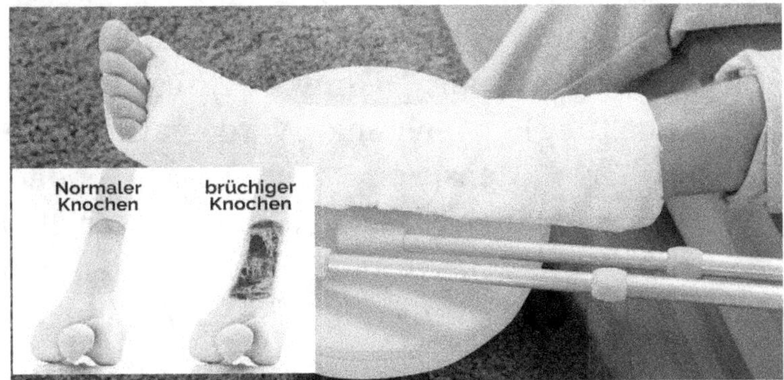

➢ **Schmerzen im Rücken:** Dieses Phänomen ist eine Folge von Wirbelkompressionsfrakturen und einer verminderten Knochendichte. Bei einer fragilen Wirbelsäule kann es bei Routinetätigkeiten zu kleinen Brüchen oder sogar zum Kollaps kommen, was zu anhaltenden Rückenschmerzen führt.

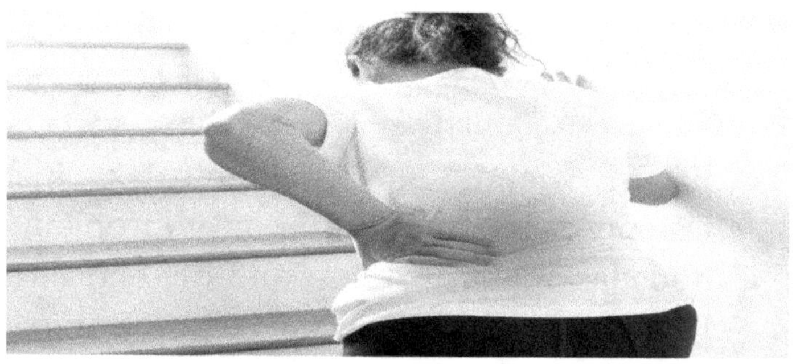

Darüber hinaus schwächt die verminderte Knochendichte die gesamte Knochenstruktur, was zu einer verringerten Stabilität und einer erhöhten Belastung des Rückens führt.

Es kann schwierig sein, Veränderungen in Ihrem eigenen körperlichen Erscheinungsbild zu bemerken. Es ist wahrscheinlicher, dass ein geliebter Mensch Veränderungen an Ihrem Körper bemerkt (insbesondere an Ihrer Körpergröße oder Körperhaltung). Manchmal wird darüber gescherzt, dass ältere Menschen mit zunehmendem Alter „schrumpfen", aber das kann ein Zeichen dafür sein, dass Sie einen Arzt aufsuchen sollten, um eine Knochendichtemessung durchführen zu lassen.

Sektion 3
Ursachen von Osteoporose

Osteoporose tritt mit zunehmendem Alter auf und Ihre Knochen verlieren ihre Fähigkeit, nachzuwachsen und sich zu reformieren.

Ihre Knochen sind lebendes Gewebe wie jeder andere Teil Ihres Körpers. Es scheint vielleicht nicht so, aber sie ersetzen im Laufe Ihres Lebens ständig ihre eigenen Zellen und ihr eigenes Gewebe. Bis etwa zum 30. Lebensjahr baut Ihr Körper auf natürliche Weise mehr Knochen auf, als Sie verlieren. Ab dem 35. Lebensjahr erfolgt der Knochenabbau schneller, als Ihr Körper ihn ersetzen kann, was zu einem allmählichen Verlust der Knochenmasse führt.

Wenn Sie Osteoporose haben, verlieren Sie schneller Knochenmasse. Menschen in der Postmenopause verlieren noch schneller Knochenmasse.

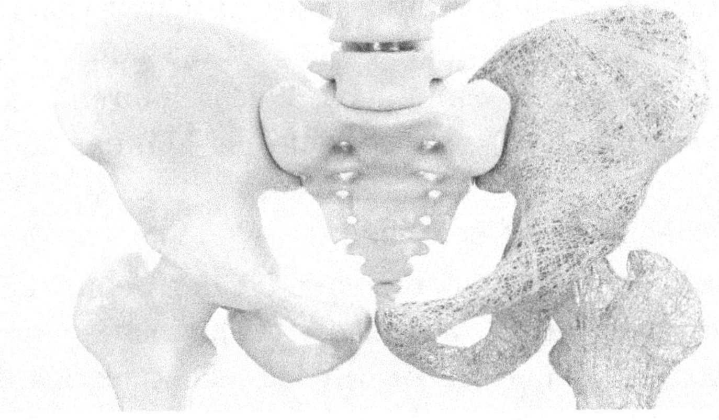

Es gibt mehrere Faktoren, die zur Entstehung von Osteoporose beitragen, darunter:

> **Altern:** Alter ist einer der Hauptrisikofaktoren für Osteoporose.

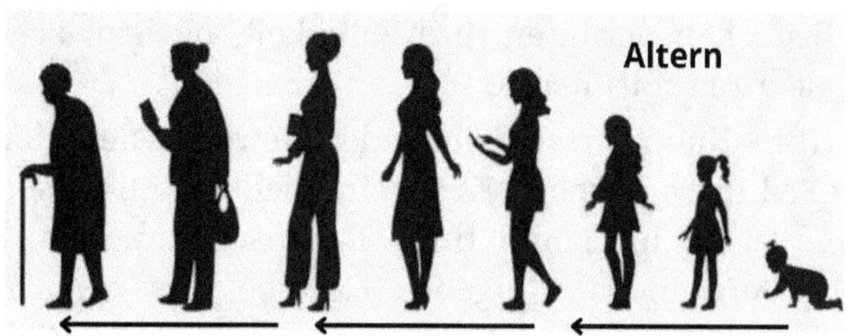

Mit zunehmendem Alter nimmt natürlicherweise die Knochenmasse ab und die Geschwindigkeit des Knochenumsatzes verlangsamt sich, was letztendlich zu einer verringerten Knochendichte führt.

> **Hormonale Veränderungen: hormonelle** Veränderungen, insbesondere bei Frauen, haben einen erheblichen Einfluss auf Osteoporose. Bei Frauen beschleunigt der Rückgang des Östrogenspiegels in den Wechseljahren den Knochenschwund. Ebenso kann bei Männern eine Verringerung des Testosteronspiegels zum Knochenschwund beitragen.

> **Geschlecht:** Personen, denen bei der Geburt eine Frau zugewiesen wurde (AFAB), insbesondere Personen, denen AFAB in der Postmenopause zugewiesen wurde. Frauen haben im Vergleich zu Männern ein höheres Risiko, an Osteoporose zu

erkranken. Dieses erhöhte Risiko ist in erster Linie auf die Tatsache zurückzuführen, dass Frauen typischerweise eine geringere maximale Knochenmasse haben als Männer und dass sie in den Wechseljahren auch einen deutlichen Rückgang des Östrogenspiegels verzeichnen.

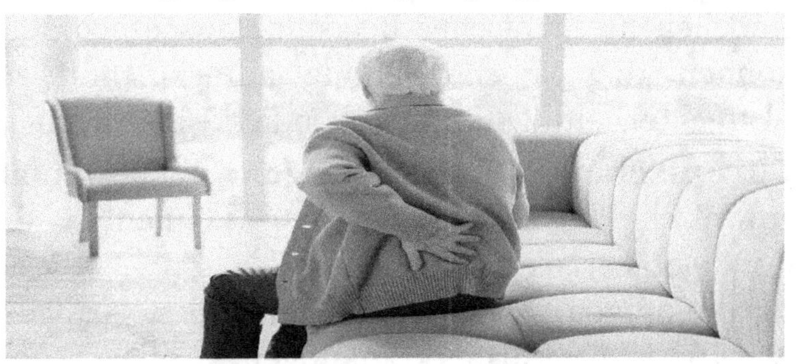

➢ **Familiengeschichte:** Eine familiäre Vorgeschichte von Osteoporose oder Frakturen kann das Risiko für die Entwicklung dieser Erkrankung erhöhen. Genetische Faktoren spielen eine Rolle für die Knochengesundheit und die Anfälligkeit für Osteoporose.

➢ **Unzureichende Kalzium- und Vitamin-D-Zufuhr:** Eine Ernährung, die an ausreichend Kalzium und Vitamin D mangelt, beides wichtige Nährstoffe für die Knochengesundheit, kann zur Entstehung von Osteoporose beitragen. Eine unzureichende Zufuhr dieser Nährstoffe über einen längeren Zeitraum kann zu einer verminderten Knochendichte und einem erhöhten Risiko für Knochenbrüche führen.

➢ **Sitzender Lebensstil:** Unzureichende körperliche Aktivität oder eine sitzende Lebensweise können zu einer Schwächung der Knochen und einem erhöhten Risiko für die Entwicklung von Osteoporose führen. Belastungsübungen und Aktivitäten, bei denen die Knochen mechanischer Belastung ausgesetzt sind, können die Knochenbildung anregen und zur Aufrechterhaltung der Knochendichte beitragen.

➢ **Chronische Erkrankungen:** Bestimmte chronische Erkrankungen können das Osteoporoserisiko erhöhen. Zu diesen Erkrankungen zählen rheumatoide Arthritis, entzündliche Darmerkrankungen, Zöliakie und hormonelle Störungen.

Einige Gesundheitszustände können die Wahrscheinlichkeit erhöhen, dass Sie an Osteoporose erkranken, darunter:

- Endokrine Störungen – jede Erkrankung, die Ihre Nebenschilddrüse, die Schilddrüse und Ihre Hormone beeinträchtigt (z. B. Schilddrüsenerkrankungen und Diabetes).

- Magen-Darm-Erkrankungen (wie Zöliakie und entzündliche Darmerkrankungen [IBD]).

- Autoimmunerkrankungen, die Ihre Knochen betreffen (wie rheumatoide Arthritis oder Spondylitis ankylosans – Arthritis, die Ihre Wirbelsäule betrifft).

- Bluterkrankungen (oder Krebsarten, die Ihr Blut beeinträchtigen, wie z. B. das Multiple Myelom).

➢ **Medikamente:** Die längere Einnahme bestimmter Medikamente und bestimmter Krebsbehandlungen kann zu Knochenschwund führen und das Osteoporoserisiko erhöhen. Zu diesen Medikamenten gehören Kortikosteroide (z. B. Prednison) und Antikonvulsiva.

Einige Medikamente oder chirurgische Eingriffe können Ihr Osteoporoserisiko erhöhen:

- Diuretika (Medikamente, die Ihren Blutdruck senken und überschüssige Flüssigkeit aus Ihrem Körper entfernen.

- Kortikosteroide (Medikamente zur Behandlung von Entzündungen).

- Medikamente zur Behandlung von Anfällen.

- Adipositaschirurgie (Gewichtsabnahme).

- Hormontherapie bei Krebs (einschließlich zur Behandlung von Brustkrebs oder Prostatakrebs).

- Antikoagulanzien.

- Protonenpumpenhemmer (z. B. solche zur Behandlung von saurem Reflux, die Ihre Kalziumaufnahme beeinträchtigen können).

➢ **Rauchen und übermäßiger Alkoholkonsum:** Sowohl Rauchen als auch übermäßiger Alkoholkonsum können sich negativ auf die Knochengesundheit auswirken und das

Osteoporoserisiko erhöhen. Rauchen beeinträchtigt die Kalziumaufnahme, während Alkohol die Fähigkeit des Körpers zur Kalziumaufnahme beeinträchtigen und die Knochenbildung behindern kann.

➤ **Untergewicht oder Essstörungen:** Menschen, die von Natur aus dünn sind oder „kleinere Statur" haben. Menschen mit dünnerer Statur haben oft weniger natürliche Knochenmasse, sodass Verluste sie stärker beeinträchtigen können.

Untergewicht oder Essstörungen in der Vorgeschichte können das Osteoporoserisiko erhöhen. Eine mit diesen Erkrankungen verbundene unzureichende Nährstoffaufnahme kann die Knochengesundheit beeinträchtigen und zu einer verminderten Knochendichte führen.

Komplikationen im Zusammenhang mit Osteoporose

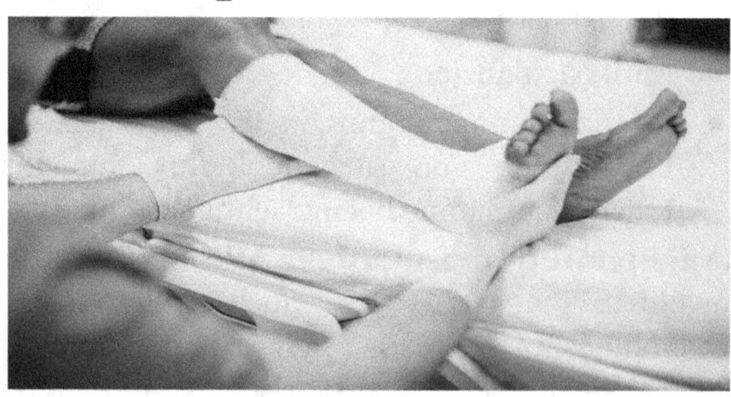

1. Die schwerwiegendste Komplikation der Osteoporose sind Frakturen, insbesondere an der Wirbelsäule oder der Hüfte. Ein Rückgang der Knochenmasse ist die häufigste Ursache für Hüftfrakturen, was zu einer Behinderung und einem noch höheren Sterberisiko innerhalb des ersten Jahres nach der Verletzung führen kann.

2. Auch ohne Sturz kann es zu einer Wirbelsäulenfraktur kommen. Rückenschmerzen und eine Abnahme der Körpergröße können darauf zurückzuführen sein, dass die Knochen, aus denen die Wirbelsäule besteht (Wirbel), bis zum Zusammenbruch geschwächt werden.

Sektion 4
Diagnosemöglichkeiten bei Osteoporose

Bei der Diagnose von Osteoporose geht es in der Regel um die Beurteilung der Knochenmineraldichte (BMD) einer Person und die Einschätzung ihres Frakturrisikos. Bei der Diagnose einer Osteoporose werden häufig folgende Schritte durchgeführt:

> **Prüfung der Knochenmineraldichte (BMD):** Eine Osteoporose-Diagnose wird von einem Arzt anhand eines Knochendichte-Tests gestellt. Eine bildgebende Untersuchung, die die Stärke Ihrer Knochen misst, wird als Knochendichte Test bezeichnet. Es misst mithilfe von Röntgenstrahlen die Menge an Kalzium und anderen Mineralien in Ihren Knochen. Ein Knochendichte Test misst den Mineralstoffgehalt und die Dichte Ihrer Knochen mithilfe niedriger Dosen von Röntgenstrahlen. Es ähnelt einem normalen Röntgenbild. Da es sich um eine ambulante Operation handelt, müssen Sie keine Zeit im Krankenhaus verbringen. Sobald Ihr Test beendet ist, können Sie nach Hause gehen. Bei diesem Test sind keine Injektionen oder Nadeln erforderlich. Der einfachste Weg, Osteoporose zu diagnostizieren, bevor sie einen Knochenbruch verursacht, ist die Überprüfung der Knochendichte. Wenn Sie an Osteopenie leiden, über 50 Jahre alt sind oder in Ihrer Familie Osteoporose vorkommt,

kann Ihr Arzt Ihnen raten, sich einer routinemäßigen Knochendichtemessung zu unterziehen. Knochendichte Tests werden von Medizinern manchmal als DEXA, DXA oder Knochendichte Scans bezeichnet.

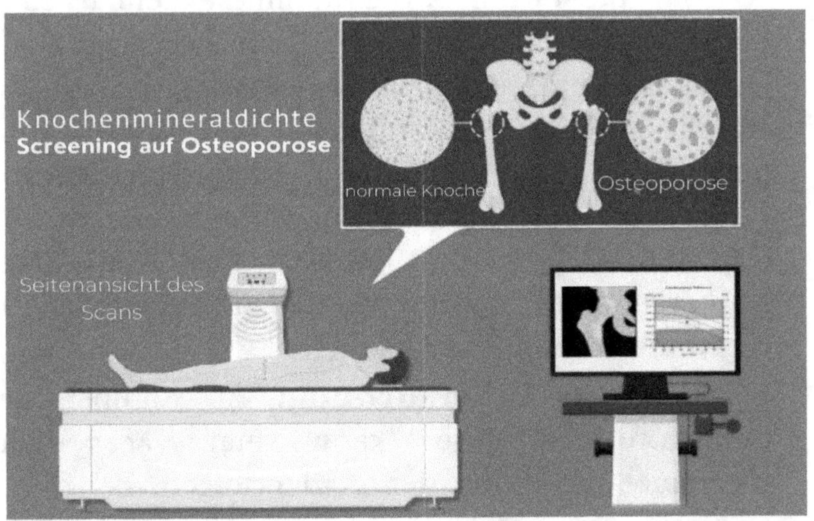

Dies sind alles unterschiedliche Titel für dieselbe Prüfung. Die Dualenergie-Röntgenabsorptiometrie (DXA) ist die gebräuchlichste Methode zur Messung der BMD. DXA-Scans, die normalerweise an der Wirbelsäule und der Hüfte durchgeführt werden, liefern T-Scores, die den BMD einer Person mit dem einer jungen, gesunden Bevölkerung vergleichen. T-Scores werden zur Klassifizierung der Knochengesundheit verwendet:

○ Normal: T-Score über -1,0

- Osteopenie (geringe Knochenmasse): T-Score zwischen -1,0 und -2,5
  - Osteoporose: T-Score bei oder unter -2,5

➤ **Krankengeschichte:** Die Anamnese dient als eines der diagnostischen Hilfsmittel zur Erkennung von Osteoporose. Gesundheitsdienstleister prüfen die Krankengeschichte einer Person und umfassen die persönliche und familiäre Vorgeschichte von Frakturen, Risikofaktoren im Zusammenhang mit Osteoporose (wie Wechseljahre, niedriges Körpergewicht, bestimmte Medikamente) und zugrunde liegende Erkrankungen.

➤ **Körperliche Untersuchung:** Im Rahmen der Osteoporose-Diagnose kann eine körperliche Untersuchung durch den Arzt erfolgen. Bei dieser Untersuchung werden der Höhenverlust, die Körperhaltung und das Vorhandensein von Anzeichen von Wirbelfrakturen beurteilt, zu denen eine Kyphose, eine abnorme Krümmung der Wirbelsäule, gehören kann.

➤ **Zusätzliche Tests:** In einigen Fällen können Ärzte weitere Tests anordnen, um die zugrunde liegenden Ursachen der Osteoporose zu ermitteln oder das Frakturrisiko einzuschätzen. Zu diesen Tests können Blutuntersuchungen zur Messung des Kalzium-, Vitamin-D-, Hormonspiegels und anderer Marker des Knochen-Umsatzes gehören.

➤ **Bewertung des Bruchrisikos:** Bei der Diagnose von Osteoporose können Ärzte verschiedene Methoden zur Beurteilung des Frakturrisikos anwenden. Sie können Tools wie das FRAX®-Tool verwenden, das die 10-Jahres-Wahrscheinlichkeit einer Person schätzt, eine schwere osteoporotische Fraktur oder Hüftfraktur zu erleiden. Bei diesen Beurteilungen werden Faktoren wie Alter, Geschlecht, Knochenmineraldichte (BMD) und weitere klinische Risikofaktoren berücksichtigt.

Die Diagnose einer Osteoporose basiert in der Regel auf einer umfassenden Beurteilung, die eine klinische Beurteilung, BMD-Testergebnisse und eine Beurteilung des Frakturrisikos umfasst.

Abschnitt 5
Behandlungsmöglichkeiten für Osteoporose

Die Behandlung von Osteoporose umfasst einen vielschichtigen Ansatz und das Potenzial einer personalisierten Medizin, die eine Verbesserung der Behandlung Wirksamkeit und -ergebnisse in der Zukunft verspricht. Typische Behandlungsmodalitäten umfassen eine Kombination aus Medikamenten, Nahrungsergänzungsmitteln, Ernährungsumstellungen, Trainingsprogrammen und Strategien der regenerativen Medizin.

➢ **Medikamente / Pharmakologische Eingriffe:** Pharmakologische Interventionen bei Osteoporose umfassen antiresorptive Wirkstoffe, anabole Wirkstoffe und die Erforschung neuer Wirkstoffziele.

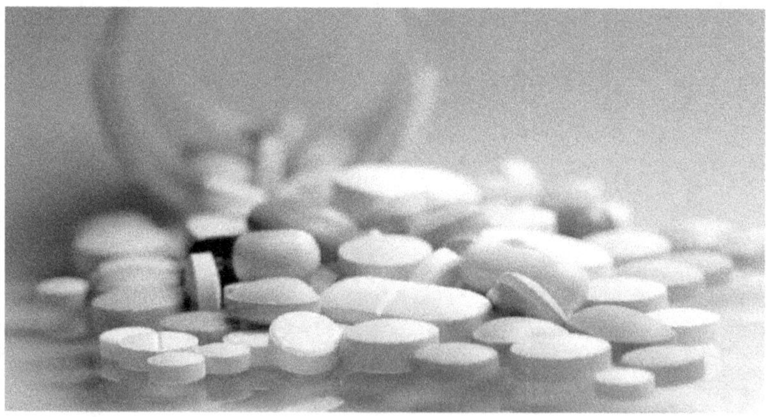

Das Potenzial von Kombinationstherapien und personalisierter Medizin bietet Hoffnung auf eine Steigerung der Wirksamkeit der Behandlung und bessere Ergebnisse in der Zukunft. Antiresorptive Wirkstoffe, beispielsweise Bisphosphonate und Denosumab, dienen dazu, die Knochenresorption zu verringern und dadurch das Risiko von Frakturen zu verringern. Andererseits stimulieren anabole Wirkstoffe wie Teriparatid und Romosozumab die Bildung von neuem Knochengewebe, insbesondere in schweren Fällen. Die laufende Forschung widmet sich der Identifizierung neuartiger Wirkstoffziele, wozu möglicherweise Signalwege und die Anwendung mesenchymaler Stammzellen gehören. Unterdessen bergen die Aussichten von Kombinationstherapien und personalisierter Medizin großes Potenzial. Die Weiterentwicklung der Osteoporosebehandlung ist von entscheidender Bedeutung, um die Ergebnisse zu verbessern und die mit der Erkrankung verbundenen Komplikationen zu lindern.

> **Hormonelle Eingriffe:** Zu dieser Klasse gehören Östrogen, Testosteron und der selektive Östrogenrezeptormodulator Raloxifen. Bei Frauen, die eine Behandlung der Symptome der Menopause benötigen, und bei jüngeren Frauen entscheiden sich Ärzte tendenziell für eine Östrogenbehandlung, da das Risiko für Blutgerinnsel, bestimmte Krebsarten und Herzprobleme mit zunehmendem Alter tendenziell steigt. Bei einem Mann mit

niedrigem Testosteronspiegel kann Testosteron verschrieben werden, um die Knochendichte zu erhöhen. Raloxifen ahmt die Wirkung von Östrogen auf die Knochengesundheit nach und ist in Tablettenform erhältlich, die normalerweise täglich eingenommen wird.

> **Ernährungsinterventionen:** Die Behandlung von Osteoporose umfasst verschiedene Ansätze, darunter Vitamine, Mineralstoffzusätze und Medikamente. Kalzium und Vitamin D spielen eine entscheidende Rolle bei der Aufrechterhaltung der Knochengesundheit, und eine Ergänzung mit diesen Nährstoffen wird oft empfohlen, insbesondere für Personen mit unzureichender Nahrungsaufnahme oder solchen mit einem hohen Risiko eines Mangels. Ausreichende Mengen an Kalzium und Vitamin D unterstützen die Knochenmineralisierung und verringern das Risiko von Knochenbrüchen.

Aktuelle Forschungsergebnisse deuten auch darauf hin, dass andere Mikronährstoffe wie Magnesium, Vitamin K und Omega-3-Fettsäuren einen Einfluss auf die Knochengesundheit haben können. Magnesium spielt eine Rolle bei der Knochenmineralisierung, Vitamin K trägt zur Knochenbildung und zum Knochenabbau bei und Omega-3-Fettsäuren können eine schützende Wirkung gegen Knochenschwund bieten.

Es sind jedoch weitere Untersuchungen erforderlich, um die optimalen Aufnahmemengen und deren genauen Einfluss auf die Knochengesundheit zu bestimmen.

> **Phytoöstrogene und Ernährungsumstellungen:** Phytoöstrogene, die in bestimmten pflanzlichen Lebensmitteln enthalten sind, wurden hinsichtlich ihrer möglichen positiven Auswirkungen auf die Knochengesundheit erforscht. Ernährungsumstellungen, wie z. B. ein erhöhter Verzehr von Obst und Gemüse, eine Reduzierung der Natriumaufnahme und die Aufrechterhaltung einer ausgewogenen Ernährung, können die allgemeine Knochengesundheit fördern. Für eine optimale Knochengesundheit ist es wichtig, auf eine gesunde Ernährung zu achten, die reich an Kalzium, Vitamin D und anderen lebenswichtigen Nährstoffen ist. Die Förderung einer Ernährung, die eine Vielzahl von Lebensmitteln umfasst, darunter Milchprodukte, Blattgemüse, angereicherte Produkte und eine ausreichende Proteinzufuhr, kann dazu beitragen, die Knochengesundheit zu stärken und das Osteoporoserisiko zu verringern.

> **Übungsprogramme:** Körperliche Aktivität hat einen positiven Einfluss auf die Knochengesundheit. Belastungsübungen und Aktivitäten, die die Knochen mechanisch belasten, können die Knochenbildung anregen und die Knochendichte erhöhen. Regelmäßige körperliche Aktivität ist mit

einem geringeren Risiko für Frakturen und einer insgesamt verbesserten Knochenstärke verbunden.

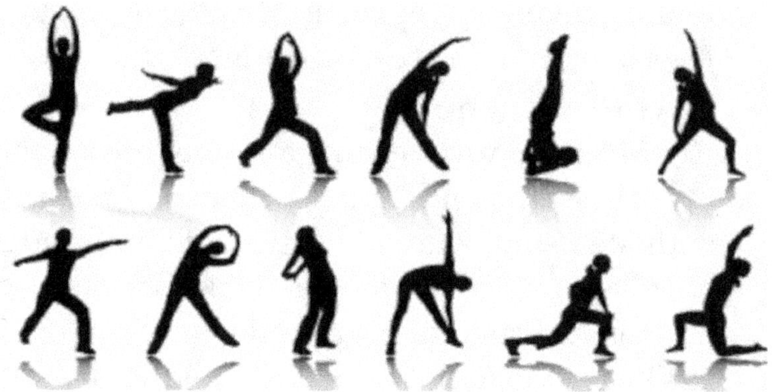

Krafttraining, zu dem Gewichtheben und Übungen mit Widerstandsbändern gehören, kann das Knochenwachstum und die Muskelstärkung fördern. Belastungsübungen wie Gehen, Laufen und Tanzen tragen dazu bei, die Knochen zu belasten und die Knochendichte zu erhöhen. Darüber hinaus verbessern Gleichgewichts- und Koordinationsübungen wie Tai Chi und Yoga die Stabilität und verringern das Risiko von Stürzen und Brüchen, insbesondere bei älteren Menschen. Diese Übungen tragen zu einer verbesserten Muskelkraft, Haltung und Balance bei und verbessern letztendlich die allgemeine Knochengesundheit. Es ist wichtig zu beachten, dass Personen mit Osteoporose vor der Ausübung körperlicher Aktivitäten, einschließlich Training im Fitnessstudio, medizinisches Fachpersonal konsultieren sollten. Darüber hinaus erforscht die Forschung neuartige Trainings-Modalitäten und technologiebasierte Interventionen zur Behandlung von Osteoporose. Dazu gehört die Untersuchung der potenziellen Vorteile von Virtual Reality, Exergaming und tragbaren Geräten im Hinblick auf die Verbesserung der Trainings Treue, der Motivation und der Ergebnisse für Personen mit Osteoporose.

> **Ansätze der Regenerativen Medizin:** Bei der Therapie mit mesenchymalen Stammzellen (MSC) werden spezialisierte Zellen genutzt, die sich in verschiedene Zelltypen umwandeln können, darunter auch solche, die für die Knochenbildung verantwortlich sind.

Die MSC-Therapie bietet einen vielversprechenden Weg zur Knochenregeneration und zur Behandlung schwerer Fälle von Osteoporose. Es ist jedoch unbedingt erforderlich, weitere Untersuchungen und klinische Studien durchzuführen, um die Sicherheit und Wirksamkeit festzustellen. Wachstumsfaktoren wie knochenmorphogenetische Proteine (BMPs) werden derzeit auf ihr Potenzial zur Förderung der Knochenbildung und -regeneration untersucht. Ansätze zur Züchtung, bei denen Gerüste und Zellen zum Einsatz kommen, zielen darauf ab, künstlich hergestelltes Knochengewebe für die Transplantation und die Reparatur von Knochendefekten zu schaffen.

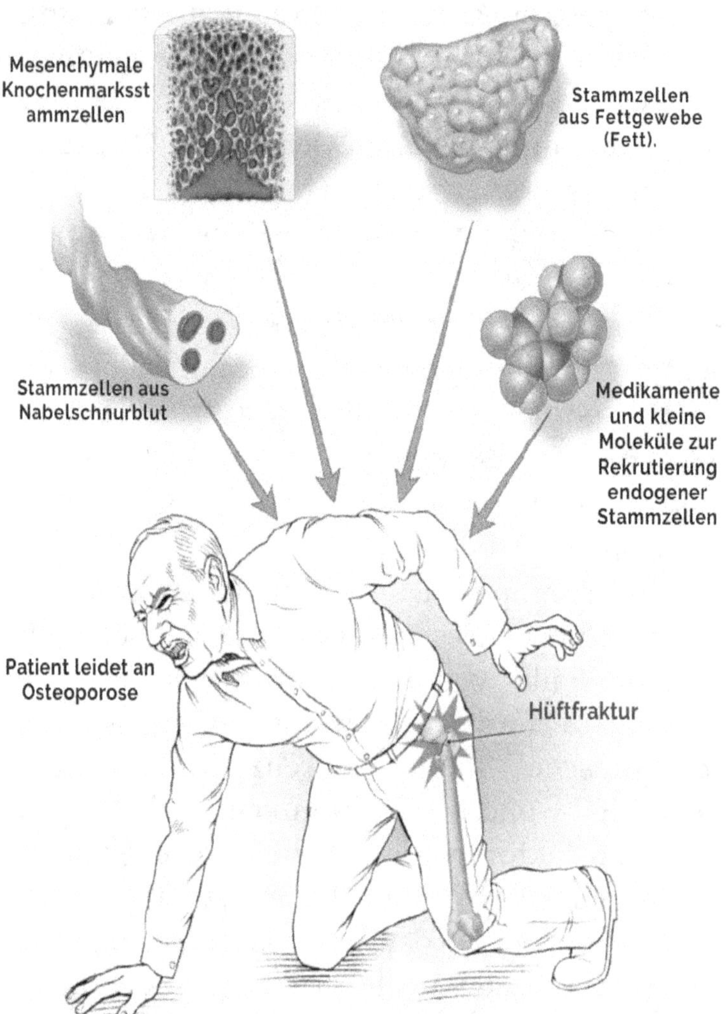

Die neue Forschung konzentriert sich auf das Verständnis der zellulären und molekularen Mechanismen, die die Knochenregeneration vorantreiben. Dazu gehören die Erforschung neuer Signalwege, die Erforschung des Potenzials stamm zellbasierter Therapien und die Entwicklung

innovativer Materialien, die auf die Knochen
Gewebezüchtung zugeschnitten sind.

➢ **Personalisierte Medizin und Biomarker:**
Genetische Faktoren spielen eine wichtige Rolle bei
der Bestimmung der Anfälligkeit eines Menschen
für Osteoporose. Gentests und -analysen können bei
der Identifizierung spezifischer Genvarianten, die
mit einem erhöhten Frakturrisiko verbunden sind,
hilfreich sein. Diese genetischen Informationen
können zu einer personalisierten Risikobewertung
beitragen und dabei helfen, fundierte
Behandlungsentscheidungen zu treffen.

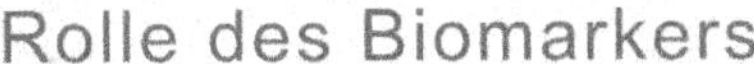

Rolle des Biomarkers

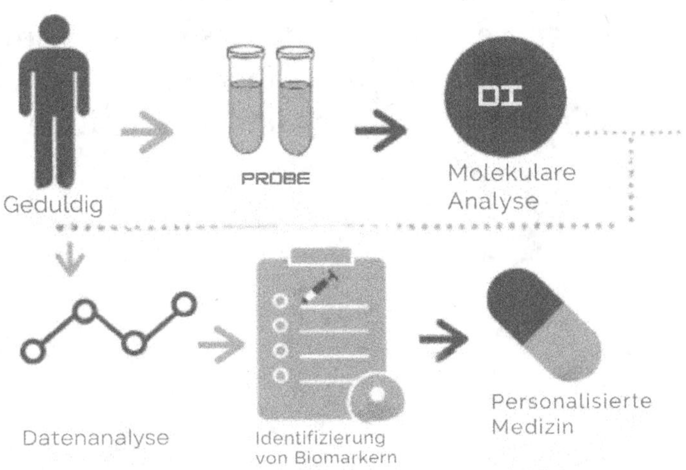

Zusätzlich zu genetischen Faktoren liefern
Biomarker im Zusammenhang mit Knochenumsatz
und Knochenbildung wichtige Einblicke in die

Knochengesundheit und können das Risiko von Frakturen vorhersagen.

Die Überwachung dieser Biomarker mittels Blut- oder Urintests hilft bei der Beurteilung des Behandlungserfolges und der notwendigen Anpassung der Therapiestrategien. Darüber hinaus werden häufig verschiedene bildgebende Verfahren wie Dual-Energy-Röntgenabsorptiometrie (DXA)-Scans, quantitative Computertomographie (QCT) und hochauflösende periphere quantitative Computertomographie (HR-pQCT) zur Messung der Knochenmineraldichte eingesetzt Beurteilung der Knochenqualität. Diese bildgebenden Verfahren sind von entscheidender Bedeutung für die Diagnose von Osteoporose, die Verfolgung des Krankheitsverlaufs und die Bewertung der Wirksamkeit von Behandlungsansätzen.

Abschnitt 6
Prävention von Osteoporose

Prävention spielt eine entscheidende Rolle bei der Verringerung des Risikos, an Osteoporose zu erkranken. Hier sind einige wichtige Strategien zur Osteoporoseprävention:

> **Ausreichende Kalzium- und Vitamin-D-Zufuhr über die Nahrung:** Sorgen Sie durch eine Diät oder Nahrungsergänzung für eine ausreichende tägliche Zufuhr von Kalzium und Vitamin D. Zu den kalziumreichen Lebensmitteln gehören Milchprodukte, Blattgemüse und angereicherte Produkte. Vitamin D kann durch Sonnenlicht und Nahrungsquellen wie fetten Fisch, Eigelb und angereicherte Lebensmittel gewonnen werden.

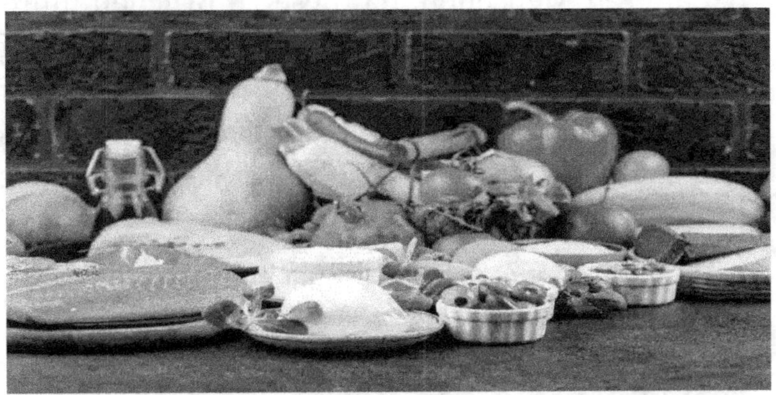

> **Regelmäßiges Training:** Nehmen Sie regelmäßig an Belastungsübungen und Krafttraining teil. Aktivitäten wie Gehen, Joggen,

Tanzen und Krafttraining fördern den Knochenabbau und erhöhen die Knochendichte. Darüber hinaus kann die Einbeziehung von Gleichgewichts- und Beweglichkeitsübungen in Ihre Routine das Risiko von Stürzen und Brüchen verringern.

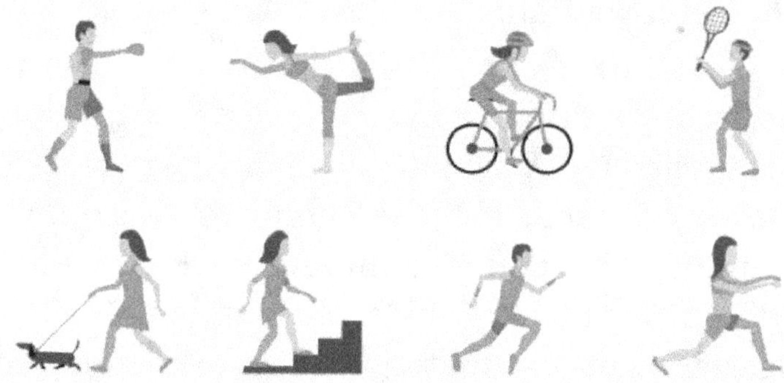

> **Sturzprävention:** Treffen Sie Maßnahmen, um das Risiko von Stürzen zu verringern, insbesondere bei älteren Menschen, da diese zu Brüchen führen können. Sorgen Sie für die richtige Beleuchtung in Ihrem Zuhause und beseitigen Sie Stolperfallen. Bringen Sie Handläufe an Treppen und in Badezimmern an, wählen Sie geeignetes Schuhwerk aus und erwägen Sie die Teilnahme an Übungen oder Programmen, die das Gleichgewicht verbessern.

> **Begrenzen Sie den Alkoholkonsum und vermeiden Sie das Rauchen:** Alkoholkonsum und Rauchen können sich negativ auf die Knochengesundheit auswirken. Konsumieren Sie Alkohol in Maßen, mit einem Getränk pro Tag für

Frauen und bis zu zwei Getränken pro Tag für Männer. Es empfiehlt sich, gänzlich auf das Rauchen zu verzichten.

➤ **Halten Sie ein gesundes Körpergewicht aufrecht:** Bemühen Sie sich um ein gesundes Körpergewicht, indem Sie sich ausgewogen ernähren und sich regelmäßig körperlich betätigen. Extremer Gewichtsverlust oder Untergewicht können das Risiko einer Osteoporose-Erkrankung erhöhen.

➤ **Regelmäßige Gesundheitschecks:** Machen Sie es zur Routine, Ihren Arzt für regelmäßige Kontrolluntersuchungen und Vorsorgeuntersuchungen aufzusuchen. Besprechen Sie bei diesen Besuchen Ihre Risikofaktoren für Osteoporose und entscheiden Sie, ob zusätzliche Untersuchungen, wie z. B. eine Knochenmineraldichte Prüfung erforderlich sind.

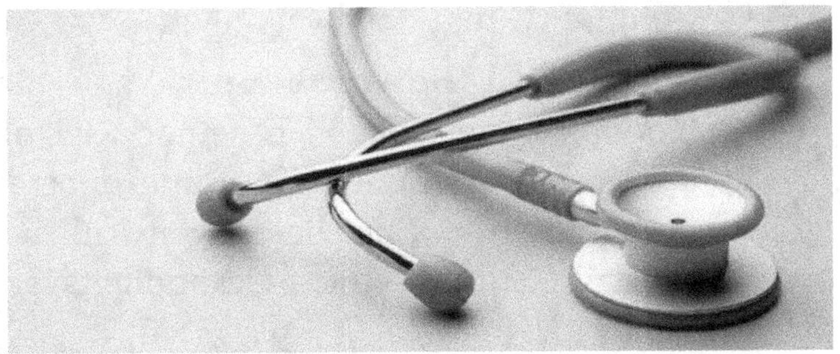

➤ **Medikamentenüberprüfung:** Vereinbaren Sie einen Beratungstermin mit Ihrem Arzt, um Ihren aktuellen Medikamentenplan zu überprüfen, da bestimmte Medikamente schädliche Auswirkungen auf Ihre Knochengesundheit haben können. Gemeinsam können Sie die Vor- und Nachteile dieser Medikamente bewerten und bei Bedarf alternative Behandlungsmöglichkeiten prüfen.

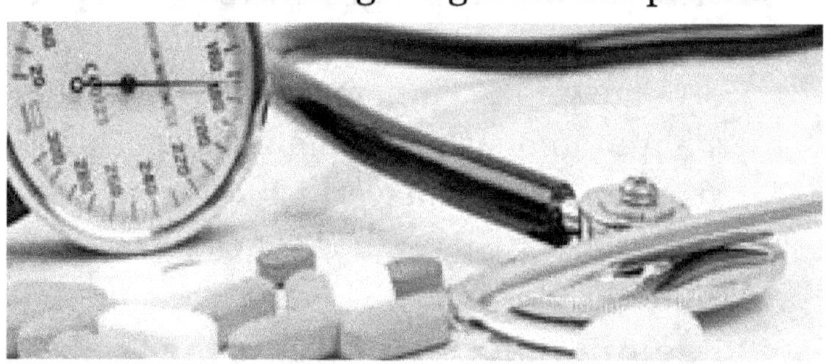

> **Hormonelle Gesundheit:** Für Frauen, die kurz vor der Menopause stehen, kann es von Vorteil sein, mit ihrem Arzt über eine Hormontherapie zu sprechen. Eine Hormontherapie kann möglicherweise zur Erhaltung der Knochengesundheit beitragen, indem sie den Knochenschwund und das Risiko von Frakturen in bestimmten Situationen verringert.

> **Bildung und Bewusstsein:** Wenn man über Osteoporose, einschließlich seiner Risikofaktoren und Präventionsstrategien, gut informiert ist, kann man fundierte Entscheidungen über seinen Lebensstil und seine Gesundheitsversorgung treffen.

Abschnitt 7
FAQs zum Thema Osteoporose

Was kann ich erwarten, wenn ich an Osteoporose leide?

Es ist wahrscheinlich, dass Osteoporose eine langfristige Behandlung erfordert – normalerweise für den Rest Ihres Lebens. Es sind Tests der Knochendichte und routinemäßige Arztbesuche erforderlich. Um Ihre Therapien bei Bedarf anzupassen, wird Ihr Arzt die Veränderungen Ihrer Knochendichte im Auge behalten.

Wie kann ich für mich selbst sorgen?

Die Erhaltung Ihrer Knochengesundheit (und Ihrer allgemeinen Gesundheit) kann durch die Einhaltung einer guten Ernährung und eines Trainingsprogramms erreicht werden. Suchen Sie für Routineuntersuchungen einen Arzt auf. Darüber hinaus helfen sie bei der sofortigen Erkennung von Problemen oder Symptomen, die Ihre Knochen betreffen.

Wenn in Ihrer Familie Osteoporose aufgetreten ist oder Sie über 65 Jahre alt sind, fragen Sie Ihren Arzt nach einem Knochendichte Test.

Wann sollte ich meinen Arzt aufsuchen?

Wenn Sie Veränderungen an Ihrem Körper bemerken, die auf Osteoporose hinweisen könnten, wenden Sie sich an einen Arzt. Alle anderen Symptome, die Sie haben, sollten Sie Ihrem Arzt mitteilen, insbesondere wenn Sie

Knochenbeschwerden oder Bewegungsschwierigkeiten
haben.

Wann ist ein guter Zeitpunkt für einen Besuch in der Notaufnahme?

Wenn eines der folgenden Symptome auf Sie zutrifft oder Sie glauben, dass Sie möglicherweise einen Knochenbruch haben, suchen Sie die Notaufnahme auf:

- Starke Schmerzen.
- Teile Ihres Körpers sind unbeweglich.
- Es ist ein deutlicher Unterschied im Aussehen oder in der Verschiebung eines Körperteils zu erkennen.
- Durch Ihre Haut können Sie Ihren Knochen sehen.
- Wachsend.
- zusammen mit einem dieser anderen Symptome neue Blutergüsse.

Welche Fragen sollte ich an meinen Arzt stellen?

- Inwieweit bin ich anfällig für Osteoporose?
- Wie oft muss ich die Knochendichte testen?
- Welche medizinischen Eingriffe werde ich benötigen?
- Welche körperlichen Aktivitäten fördern den Knochenaufbau?
- Benötige ich Physiotherapie?

Wie lange wird jemand mit Osteoporose voraussichtlich leben?

Laut medizinischer Wissenschaft ist Osteoporose nicht tödlich und hat keinen Einfluss auf die Lebenserwartung. Es kann jedoch das Risiko eines Knochenbruchs (sowie schwerwiegenderer Brüche oder Probleme nach einem Bruch) erhöhen. Untersuchungen haben gezeigt, dass Hüftfrakturen bei Personen über 65 zu einer eingeschränkten Mobilität und einem erhöhten Risiko einer vorzeitigen Sterblichkeit führen.

Wenn Sie Bedenken hinsichtlich des Risikos von Stürzen oder Knochenbrüchen haben, sprechen Sie mit Ihrem Arzt. Mit ihrer Hilfe bleiben Sie sicher und gesund.

Kann Osteoporose Herzprobleme verursachen?

Die begrenzten verfügbaren Beweise deuten auf einen möglichen Zusammenhang zwischen Herzgesundheit und Osteoporose hin. Eine niedrige Knochendichte kann mit einem erhöhten Risiko für Herz-Kreislauf-Erkrankungen verbunden sein.

Verursacht ein hoher Cholesterinspiegel Osteoporose?

Hoher Cholesterinspiegel und Osteoporose können einige gemeinsame Risikofaktoren haben, wie etwa eine sitzende Lebensweise oder eine schlechte Nährstoffaufnahme. Es besteht jedoch kein direkter kausaler Zusammenhang zwischen diesen beiden Erkrankungen. Stattdessen können beide durch ähnliche Lebensstilfaktoren beeinflusst werden, darunter ungesunde Ernährung und mangelnde körperliche Aktivität, die unabhängig voneinander das Risiko für die Entwicklung dieser Erkrankungen erhöhen können.

Warum ist Osteoporose ein Zeichen für schwache Knochen?

Tatsächlich gilt Osteoporose als Hinweis auf geschwächte Knochen. Es handelt sich um eine Erkrankung, die durch eine verminderte Knochendichte und eine Verschlechterung des Knochengewebes gekennzeichnet ist. Dies führt zu einem erhöhten Frakturrisiko und einer erhöhten Bruchanfälligkeit der Knochen, selbst wenn sie einem geringfügigen Trauma oder Stress ausgesetzt sind.

Abschluss

Wenn Sie an Osteoporose leiden, werden Ihre Knochen dünner und schwächer, als sie sein sollten. Es kann riskant sein, da es das Risiko eines Knochenbruchs erhöht. Viele Menschen bemerken ihre Osteoporose erst, wenn sie sich einen Knochen brechen.

Osteoporose sollte so schnell wie möglich behandelt werden, um das Risiko von Knochenbrüchen zu minimieren. Suchen Sie regelmäßig einen Arzt auf. Erfahren Sie von ihnen, wann bei Ihnen eine Knochendichtemessung erforderlich ist und wie oft Sie sich erneut untersuchen lassen sollten, um die Gesundheit Ihrer Knochen sicherzustellen.